ÉDITIONS DE LA « GRANDE REVUE »

LA

TUBERCULOSE DANS L'ARMÉE

PAR

MILLET

Médecin principal

PARIS

AUX BUREAUX DE LA GRANDE REVUE

9, RUE BLEUE, 9

1905

TUBERCULOSE DANS L'ARMÉE

ÉDITIONS DE LA « GRANDE REVUE »

LA
TUBERCULOSE DANS L'ARMÉE

PAR

MILLET

Médecin principal

PARIS

AUX BUREAUX DE LA GRANDE REVUE

9, RUE BLEUE, 9

1905

La Tuberculose dans l'Armée

Annuellement, quatre mille hommes environ atteints de tuberculose disparaissent de l'armée par réforme ou par décès.

Comment se produisent ces déchets si considérables après la sélection opérée au conseil de revision?

Deux opinions sont en présence :

Les uns, et c'est l'avis des médecins militaires, affirment que la plupart des hommes atteints de tuberculose dans l'armée apportent à l'état latent le germe de l'affection.

Les autres n'admettent cette tuberculose latente que pour les jeunes soldats, car, disent-ils : chez les hommes qui portent en eux le germe de la tuberculose, l'affection évolue forcément dans la première année de service et ils en concluent que les anciens soldats réformés pour tuberculose ont tous pris à la caserne le germe de la maladie.

Cette façon de voir, qui paraît logique au premier abord, est absolument inexacte et nous croyons devoir protester contre une telle appréciation, qui est de nature à jeter l'épouvante dans le sein des familles.

Certes, nous ne saurions trop approuver une croisade contre la tuberculose qui, en France, fait annuellement plus de cent cinquante mille victimes ; mais, pour qu'elle soit efficace, il ne faut pas égarer et affoler l'opinion publique en attribuant la propagation du fléau à la contagion dans les casernes.

Comme ces injustes accusations ont été lancées dans le grand public qui est peu au courant de la question, nous croyons utile de remettre les choses au point.

..

Nous ne prétendons pas qu'il n'y ait pas, au régiment comme ailleurs, des cas d'infection tuberculeuse, mais ils sont très restreints et nous sommes convaincu avec M. le médecin inspecteur Kelsch, *que la contagion n'a qu'un rôle secondaire dans la propagation de la tuberculose dans l'armée.*

Il est à remarquer tout d'abord que cette terrible affection, qui est, depuis plusieurs années, en progrès dans l'armée (comme du reste dans la population civile), augmente presque exclusivement chez les jeunes soldats, et qu'au contraire, elle reste sensiblement stationnaire et tend même depuis quelques années à diminuer chez les anciens soldats.

Si la contagion, qui ne respecte aucun âge, était seule en cause, les anciens soldats devraient au contraire être atteints dans de plus fortes proportions que les jeunes, parce qu'ils sont beaucoup plus nombreux et parce que leur séjour prolongé dans les casernes augmenterait évidemment les risques de contagion.

Voyons comment se propage la tuberculose. Il est démontré que la tuberculose n'est pas contagieuse par l'air expiré, mais seulement par les crachats, qui, desséchés, peuvent flotter dans l'atmosphère à l'état poussiéreux.

De là, deux catégories de tuberculose bien distinctes : la tuberculose *fermée* à l'état de crudité (1ᵉʳ degré) non contagieuse, et la tuberculose *ouverte* à l'état de ramollissement (2ᵉ et 3ᵉ degrés) très contagieuse par la dissémination des bacilles, qui pullulent dans les crachats.

Pour que nos casernes soient des foyers de contagion de la tuberculose, il faudrait donc qu'elles fussent habitées par bien des hommes atteints de tuberculose ouverte.

Contrairement à l'opinion de nos adversaires, nous affirmons que les tuberculoses constatées à la caserne sont presque toujours des tuberculoses fermées et par conséquent non contagieuses.

Du reste il ne peut guère en être autrement.

Si un tuberculeux peut être méconnu à l'examen forcément rapide du conseil de revision, il n'en est plus de même à la visite d'incorporation, si les symptômes sont tant soit peu accentués, et alors il est immédiatement réformé.

Tous les hommes notés comme faibles de constitution sont inscrits comme malingres et sont soumis à des examens périodiques. Que dans l'intervalle l'un d'eux se sente souffrant, il s'empressera certainement de venir à la visite, n'ayant aucun intérêt, au contraire, à dissimuler sa maladie. Si on constate des signes de tuberculose il sera immédiatement envoyé à l'hôpital et de là réformé.

Autrefois, lorsque la réforme était définitive, on pouvait hésiter à libérer des hommes de tout service avant d'avoir constaté des symptômes certains de tuberculose, mais il n'en est plus ainsi depuis 1898, puisqu'avec la réforme temporaire, on peut sans inconvénients renvoyer dans ses foyers un homme simplement suspect.

Il est donc facile de comprendre que, dans ces conditions, il soit très rare de constater dans les casernes des cas de tuberculose ouverte.

On ne peut guère en trouver que chez des anciens soldats rengagés ou commissionnés ou chez des gendarmes, qui ont intérêt à dissimuler leur affection pour atteindre l'âge de la retraite.

C'est certainement l'avis de nos collègues et il est assez naturel, que dans cette question les médecins militaires soient mieux placés que leurs confrères civils pour savoir ce qui se passe dans les casernes.

L'opinion contraire de quelques médecins civils provient probablement de ce que, dans leur clientèle, ils ont vu arriver des hommes réformés atteints de tuberculose ouverte et ils en concluent que ces malades ont dû semer leurs bacilles dans la caserne.

Mais ces hommes viennent des hôpitaux et non de la caserne ; à de très rares exceptions ils ont été envoyés à l'hôpital, à l'état de tuberculose fermée.

Conformément à l'instruction ministérielle du 17 mars 1890, « la réforme est urgente même lorsque la maladie est à son début. »

On n'est donc pas obligé pour établir le diagnostic d'attendre la formation de cavernes, et le plus souvent ce sont de simples indurations du poumon qui motivent la réforme, alors que le malade n'est pas encore contagieux.

Mais il arrive souvent aussi que des hommes réformés sont maintenus quelque temps dans nos hôpitaux soit pour essayer d'améliorer leur état avant leur départ, soit lorsqu'ils n'ont pas de moyens de subsistances pour obtenir leur passage dans un hospice civil de leur département.

Ces tuberculoses avancées ont pu induire en erreur nos confrères civils.

A l'appui de notre façon de voir, nous pouvons donner l'avis de chefs éminents, auxquels on accordera bien quelque compétence en la matière :

« Je suis sûr de n'être contredit par aucun de mes collègues de l'armée, au témoignage desquels je me réfère, quand je viens affirmer ici que le nombre des individus circulant dans les casernes avec des foyers tuberculeux ouverts au dehors est infiniment restreint; et si tant est qu'il y en ait, leur présence est absolument transitoire. » (Médecin-inspecteur Kelsch. Séance de l'Académie de médecine du 31 mai 1898.)

« Voilà trente-huit ans que j'ai l'honneur d'appartenir au corps de santé militaire. Dans mes souvenirs et dans mon expérience personnelle, je cherche en vain à découvrir dans les rangs et habitant la caserne ces tuberculoses ouvertes capables de disséminer le bacille autour d'elles. » (Médecin-inspecteur Chauvel. Séance de l'Académie de médecine du 14 juin 1898.)

En résumé, de l'avis de tous ceux qui ont l'expérience des choses de la vie militaire et de ceux qui ont consacré une partie de leur vie à l'étude des questions d'épidémiologie de l'armée, il est incontestable, qu'il est extrèmement rare de trouver dans les casernes des hommes atteints de tubercue lose ouverte.

Mais supposons un instant que, comme certains le prétendent, nos casernes soient des foyers de contagion de la tuberculose.

Comme les crachats desséchés et mélangés aux poussières sont le seul véhicule de la contagion, il en résulterait alors que le bacille de la tuberculose doit se trouver en grande quantité dans les poussières des planchers qui, le plus souvent rugueux et effrités, se nettoient difficilement.

Des recherches ont été faites à cet égard par M. le médecin-inspecteur Kelsch, en collaboration avec MM. les médecins-majors Boisson et Braün, sur les poussières recueillies périodiquement pendant un an et demi dans les principaux casernements très peuplés de Lyon et les résultats ont été communiqués à l'Académie de médecine dans la séance du 27 décembre 1898 :

Les prises ont été effectuées dans les fentes et à la surface des parquets des chambrées, dans les coins des murailles et des cloisons, sur les planches à bagages, dans les corps de garde, au pourtour des crachoirs disposés dans les chambrées et les escaliers, enfin à l'intérieur des crachoirs en usage dans les diverses parties du casernement.

Cent vingt-deux cobayes ont été inoculés dans le péritoine et à dose massive avec les poussières de toutes ces provenances. Aucun n'a présenté de traces de tuberculose.

« Il est donc permis, dit M. Kelsch, d'avancer que les poussières, qui ont été insinuées en quantité massive dans le péritoine de nos sujets d'expérience, ne contenaient point de bacilles de Koch, ou n'en contenaient point assez pour triompher de la résistance de sujets appartenant à l'une des espèces les plus réceptives pour la tuberculose. »

Ces recherches bactériologiques viennent donc confirmer ce que nous certifions en nous basant sur notre expérience de la vie militaire, à savoir : *que les tuberculoses ouvertes sont très rares dans les casernes.*

Que des hommes arrivés au régiment, indemnes de toute tare tuberculeuse, se tuberculisent pendant leur temps de service, c'est incontestable. Mais, même dans ce cas, il ne serait pas exact d'attribuer exclusivement à la caserne ces divers cas de contagion, car les chances de contamination, que le soldat rencontre dans la fréquentation des cabarets et des salles de danse, sont autrement sérieuses que celles qu'il peut trouver à la caserne.

Nous dirons même que de tous les locaux habités par des collectivités : ateliers, grandes administrations, etc., c'est certainement à la caserne que les dangers de contagion tuberculeuse sont réduits au minimum.

En effet, alors que ces locaux sont rarement et parcimonieusement aérés, les fenêtres des chambrées sont ouvertes chaque jour dès le matin et on sait que le bacille de Koch est rapidement détruit par la grande lumière.

D'un autre côté, l'ouvrier et l'employé tuberculeux ont,

contrairement aux soldats, tout intérêt à dissimuler leur affection ; il faut vivre ! et ce n'est qu'à bout de forces qu'ils quittent l'atelier ou le bureau. Combien de leurs camarades ont été contagionnés par ces tuberculeux arrivés à la dernière période de la maladie.

Marfan raconte que dans un bureau étroit et sombre d'une grande maison industrielle de Paris, il observa en quatre ans treize cas de tuberculose sur vingt-deux employés.

Une enquête faite par M. Marc Sée, parmi les agents de l'Administration des postes à Paris, a révélé que deux mille sur quinze mille sont manifestement tuberculeux avec une proportion de 10 pour 100 environ parmi les employés du service extérieur, et de 15 pour 100 dans le service intérieur.

De pareils chiffres se passent de commentaires et montrent bien l'insalubrité de certains bureaux de poste, qui doivent être, eux, de vrais foyers de contagion de la tuberculose.

La preuve est faite, il nous semble, que la caserne n'est pas « un foyer de contagion de la tuberculose ».

Mais alors, comment se fait-il que nous arrivions annuellement à réformer environ quatre mille tuberculeux après les épreuves éliminatoires des conseils de revision ?

C'est encore M. le médecin-inspecteur Kelsch qui nous donne la réponse dans son livre si documenté, *La Tuberculose dans l'armée*, dont nous ne saurions trop recommander la lecture à ceux que cette grave question intéresse.

« Comment donc les tuberculeux peuvent-ils se glisser dans nos rangs ? La réponse est bien simple, nous l'avons donnée depuis longtemps : ils y entrent porteurs de tuberculose localisée et latente, de foyers ganglionnaires viscéraux ou osseux dissimulés dans les replis inaccessibles du corps, de modules solitaires épars dans le poumon ou dans quelque autre organe ; compatibles avec les attributs d'une constitution vigoureuse et d'une santé florissante ces lésions ne se trahissent par aucun trouble fonctionnel et se dérobent à l'examen le plus pénétrant. »

Cette opinion a été confirmée par M. le professeur Grancher dans la séance de l'Académie de médecine du 3 mai 1898.

« La tuberculose latente dans un ganglion, un viscère ou même au centre du poumon peut se cacher sous les apparences les plus florissantes. »

Et qu'on ne croie pas que ces tuberculoses à l'état latent soient peu nombreuses !

C'est deux fois sur cinq que M. Kelsch les a constatées dans de nombreuses autopsies chez des sujets morts de maladies étrangères à la tuberculose. C'est environ deux fois sur cinq qu'elles lui ont été révélées par des explorations radioscopiques faites sur cent vingt sujets pris au hasard dans un contingent récemment arrivé. Cinquante et une fois il a constaté l'existence d'anomalies diverses révélant soit un défaut de transparence des sommets, soit une induration des ganglions, etc.

M. le médecin-major Rouget a utilisé pour la recherche des tuberculoses latentes le procédé du séro-diagnostic de MM. Arloing et Courmont. Ce procédé est basé sur ce que le sérum du sang d'individus atteints de tuberculose agglutine le bacille de Koch cultivé en bouillon glycériné.

Ses expériences ont porté sur 183 individus, dont 11 atteints de tuberculose ouverte, 49 suspects de tuberculose et 123 paraissant indemnes de toute tare tuberculeuse.

Pour la première catégorie, les résultats ont tous été positifs, pour la deuxième il y a eu 45 cas positifs sur 49 examinés et pour la troisième 80 cas positifs sur 123 examinés.

« Ces derniers résultats (80 cas positifs sur 123 individus indemnes en apparence de toute tare tuberculeuse) donnent une moyenne de 65,8 pour cent, c'est-à-dire que, sur 100 soldats paraissant bien portants, près des 2/3 sont en puissance de tuberculose latente. »

A l'étranger, on a cherché à déceler ces tuberculoses latentes par les injections sous-cutanées de tuberculine qui est un extrait stérilisé de cultures de bacille tuberculeux en milieux glycérinés. Chez les individus indemnes de tuberculose cette injection n'amène aucune réaction, mais elle produit une notable élévation de température chez les sujets porteurs de lésions tuberculeuses, si peu étendues qu'elles soient.

Les médecins de la Garde Royale Allemande, désireux de n'avoir dans ce corps d'élite que des hommes d'une santé impeccable, les soumirent aux injections de tuberculine.

Le nombre des cas positifs fut dès l'abord si considérable qu'on ne poursuivit pas l'expérience, car le recrutement serait devenu impossible.

En Autriche, le docteur Franz a pratiqué ces injections sur 400 jeunes soldats arrivés depuis un mois au régiment et ayant toutes les apparences d'une bonne santé ; 245, soit 61 pour cent, eurent une réaction positive.

C'est à peu près le pourcentage obtenu par M. Rouget dans ses expériences de séro-diagnostic (65,8 0/0).

Les injections de tuberculine préconisées par Koch sont assez fréquemment employées en Allemagne, mais elles ont eu peu de succès en France, parce que, d'après MM. Grancher et Debove, le diagnostic ne peut être réellement établi qu'en employant de fortes doses amenant des accès de fièvre si violents, que ce procédé ne saurait alors être considéré comme inoffensif.

Par contre, ces injections, journellement employées par les vétérinaires sur les animaux de l'espèce bovine, donnent des résultats d'une grande utilité pratique.

Pour mettre en lumière les causes de ces nombreuses tuberculoses latentes révélées par les autopsies, la radioscopie et le séro-diagnostic, M. le médecin-major Lemoine, professeur au Val-de-Grâce, a recherché la proportion d'hommes arrivant au régiment après avoir été exposés à contracter la tuberculose pulmonaire, ou après avoir présenté des accidents pouvant faire penser à une atteinte antérieure de tuberculose. Ses recherches ont porté sur 3.193 soldats et ont donné les résultats suivants :

785 hommes sur 3.193 sont arrivés au régiment ayant subi, soit un contact prolongé avec des tuberculeux crachant et toussant, soit ayant des antécédents personnels d'une nature plus que suspecte.

Sur ces 785 hommes, 536 ont présenté au régiment des signes de tuberculose pulmonaire, soit 62,28 pour 100.

Ces 536 tuberculeux se répartissent en 296 jeunes soldats, soit 55,22 pour 100, et en 240 anciens soldats, soit 44,77 pour 100.

« On voit par ces chiffres combien est erronée la formule

adoptée par certains observateurs qui veulent que les hommes, devenus tuberculeux la première année, soient des héréditaires et que les anciens soldats tuberculeux soient des hommes contagionnés au corps. »

Les constatations cliniques de M. Lemoine viennent donc confirmer les résultats obtenus par la radioscopie et le séro-diagnostic. De plus, elles sont en contradiction absolue avec les affirmations théoriques de ceux qui affirment que les anciens soldats réformés pour tuberculose ont toujours pris à la caserne le germe de la maladie, car il n'est évidemment pas possible d'invoquer la contagion dans la caserne pour ces 240 anciens soldats, qui y sont arrivés préinfectés.

Cette proportion énorme de tuberculoses latentes est bien connue du monde médical.

A la séance de l'Académie de médecine du 24 mai 1898, M. Ferrand exposait ainsi la situation :

« Je ferai remarquer que si, en Europe, la population renferme au minimum 30 tuberculeux sur 100 et que, si d'autre part, le nombre des individus éliminés pour ce motif (par exemption, réforme ou décès) est d'environ 2 pour 100, il faut bien admettre que le quart des effectifs des armées européennes est composé de tuberculeux masqués sous les apparences de la plus rigoureuse santé. »

« Cette estimation troublante, au premier abord, n'est inexacte que par sa modération ; elle est bien inférieure à ce que font présumer quelques tentatives d'essais par la tuberculine et les démonstrations radiographiques si remarquables de M. Kelsch. »

Mais, nous dira-t-on : puisque vous avez des moyens si parfaits pour déceler la tuberculose latente, pourquoi ne les employez-vous pas pour éliminer de l'armée tout homme suspect ?

La réponse est bien simple : Si après les sélections faites au conseil de revision et à la visite d'incorporation il fallait encore éliminer 65 pour 100 du contingent comme l'indiquent les expériences de séro-diagnostic de M. Rouget, il n'y aurait plus d'armée possible, faute de soldats.

Les partisans de la propagation de la tuberculose par la contagion dans la caserne partent de cette idée préconçue : que les hommes atteints de tuberculose latente ne peuvent pas résister longtemps aux fatigues du service et que, certainement, ils sont éliminés dans le courant de la première année ; ils en concluent alors que tous les anciens soldats, réformés pour tuberculose, ont été contagionnés à la caserne. C'est une grave erreur, contre laquelle nous ne saurions trop protester, car évidemment, comme le dit M. Kelsch : « Les porteurs de tuberculose latente ne sont pas voués irrémédiablement à la phtisie, parce qu'ils deviennent militaires. »

La preuve en est donnée par M. Lemoine, puisque dans ses recherches cliniques, que nous avons rapportées plus haut, il n'y a eu sur 785 hommes préinfectés que 536 atteints de tuberculose confirmée et que 249, soit 31,72 0/0 ont supporté facilement les fatigues du service.

Depuis longtemps M. le médecin-inspecteur général Colin a signalé la fréquence des tuberculoses latentes préexistantes à l'incorporation et demeurant latentes durant toute la période du service militaire.

Cette façon de voir est partagée par M. Grancher :

« Il n'est pas démontré, dit-il, qu'un homme porteur de quelques bacilles tuberculeux enkystés dans une coque ou un ganglion ne fera pas un bon et vigoureux soldat, s'il échappe à l'alcoolisme, à la syphilis et s'il peut renforcer son ordinaire avec un peu d'argent de poche. »

« J'ai vu, pour ma part, bien des soldats bénéficier de leurs années de service militaire, malgré une atteinte ancienne et légère de tuberculose. »

Cette déclaration de l'éminent professeur vient encore infirmer la théorie de ceux qui n'admettent la tuberculose latente que chez les jeunes soldats.

Il nous paraît donc surabondamment prouvé que les tuberculoses latentes sont très fréquentes dans l'armée, même chez les anciens soldats ; que la contagion n'a qu'un rôle secondaire, et que par conséquent la caserne n'est pas « le foyer de contagion » signalé par quelques-uns à l'opinion publique.

Comment se fait-il qu'un grand nombre de tuberculeux

latents puissent résister à l'infection ? C'est que pour la tuberculose, comme pour toutes les maladies du reste, il y a en présence deux éléments bien distincts : le terrain et le germe.

Tant que le terrain, c'est-à-dire notre organisme, est résistant, le germe ou bacille ne peut pas s'y développer, mais, que notre santé vienne à s'altérer, il produit immédiatement ses méfaits.

A l'état normal on trouve souvent dans la salive de nombreux microbes pathogènes, entre autres ceux de la pneumonie et de la diphtérie ; on a constaté la présence du bacille de Koch dans le mucus nasal d'individus indemnes de tout indice de tuberculose. Ces microbes restent inoffensifs jusqu'au jour où, par une déchéance de l'organisme, ils trouvent en nous un bon milieu de culture.

Aussi, suivant l'expression humoristique du professeur Charrin : « Le meilleur moyen de ne pas être malade, c'est d'être bien portant. »

L'action prépondérante du terrain sur l'évolution de la tuberculose est professée par M. Grancher dans son *Traité des maladies de l'appareil respiratoire.*

« La misère physiologique héréditaire ou acquise domine toute la pathogénie de la phtisie pulmonaire et le parasite ne germe qu'après une appropriation préalable de l'organisme. »

C'est la même opinion qu'exprime M. Kelsch d'une façon très caractéristique : *Nous sommes tous plus ou moins bacillifères, mais ce sont les occasions, c'est-à-dire les causes secondes qui nous rendent bacillisables.*

Par causes secondes, il faut entendre : « Tout ce qui amène une dépression durable de l'organisme, tout ce qui rompt pendant un temps plus ou moins long l'équilibre entre la recette et la dépense et aboutit au déficit du budget de la nutrition. »

Sur un terrain ainsi préparé, le bacille, somnolent jusqu'alors, se réveille, trouvant des conditions favorables à son développement.

Dans la séance du 31 mai de l'Académie de médecine, M. Kelsch a cité un exemple typique de l'influence des causes secondes sur le développement de la tuberculose.

Au régiment des sapeurs-pompiers de Paris, les sorties par tuberculose pulmonaire, qui avaient oscillé de 6 à 8 de 1881 à 1884, ont monté brusquement à 21,42 et 34 en 1885, 1886 et 1887, pour redescendre à 11,11 et 9 en 1888, 1889 et 1890.

D'où provenait cette brusque ascension de la tuberculose suivie d'une diminution aussi rapide ?

Jusqu'en 1884 le service des sapeurs-pompiers n'était pas plus pénible que celui des autres régiments, mais après l'incendie de l'Opéra-Comique on apporta des modifications complètes dans le service et le matériel, ce qui produisit un surmenage intensif dont les résultats ne se firent pas attendre.

A cette époque nous avions l'honneur d'être médecin-chef du régiment. Nous avons signalé au commandement cette grave situation en l'attribuant au surmenage et à l'insuffisance de l'alimentation.

Peu à peu on arriva à diminuer les fatigues du service ; les avertisseurs d'incendie permirent de supprimer les postes-vigies ; un simple piquet de représentation remplaça la garde permanente dans les théâtres ; les hommes furent transportés en camions dans les postes éloignés, etc...

De plus sur notre proposition approuvée par le Comité de perfectionnement, le Conseil municipal accorda pour l'alimentation une augmentation de 0 fr. 40 par homme et par jour qui permit de donner une ration absolument réparatrice.

Avec la suppression du surmenage et l'amélioration de l'alimentation, l'état sanitaire fut complètement transformé sans qu'on ait apporté des modifications sérieuses au casernement. On mit les hommes dans de bonnes conditions de résistance au bacille, et tout rentra dans l'ordre.

Pour que le tuberculeux latent ne devienne pas un tuberculeux confirmé, il faut donc que son organisme soit en état de lutter avantageusement contre l'agent infectieux.

.·.

En entrant dans l'armée, le jeune homme préinfecté se trouve-t-il dans des conditions favorables pour sortir victorieux de cette lutte avec le bacille ?

D'après M. le médecin-inspecteur Vallin, on ne peut pas affirmer, que des hommes deviennent plus facilement tuberculeux dans l'armée que s'ils étaient restés dans la vie civile.

Nous partagerions absolument cette façon de voir, si le recrutement ne nous donnait que des hommes robustes, car, même préinfectés, ils seraient en état de résister aux fatigues du service militaire et par le fait d'une vie active au grand air leur constitution ne pourrait que s'améliorer.

Malheureusement dans notre pays où la natalité diminue continuellement, « les exigences croissantes du recrutement ne peuvent recevoir satisfaction qu'au détriment de la valeur de ses choix. Ce n'est point sur un maximum, mais sur un minimum d'aptitude que l'on délibère; il s'agit moins d'un choix à exercer que d'une élimination à faire et l'élimination ne se fait pas, ne peut pas s'accomplir avec une largeur suffisante. »

Dans la prolifique Allemagne la sélection peut être largement pratiquée et c'est là certainement une des causes de la faible morbidité de l'armée allemande par tuberculose, malgré l'augmentation de ses effectifs.

Certainement les hommes de constitution médiocre, s'ils sont préinfectés, se trouvent en entrant dans l'armée dans de mauvaises conditions de résistance, car le métier militaire peut développer leurs tendances morbides.

En quittant sa famille pour la caserne le jeune soldat se trouve très dépaysé et souvent son moral, qui réagit facilement sur le physique, se ressent de ce brusque changement d'existence.

Soumis aux vicissitudes atmosphériques, il contracte facilement des bronchites qui facilitent l'éclosion du bacille.

De plus, il court plus de risques que dans la vie civile d'être atteint par les maladies infectieuses, car dans toutes les collectivités la contagion est intense. Or, la scarlatine, la grippe et la rougeole sont souvent à l'état épidémique dans les casernes et il est reconnu que ces deux dernières affections surtout donnent un coup de fouet aux tuberculoses latentes.

Ce fait a été mis en évidence par MM. les médecins-majors Armand et Lafeuille. Ils ont montré par des courbes que la tuberculose suit une progression sensiblement parallèle à celle des maladies infectieuses.

L'instruction militaire doit être donnée d'une façon très progressive, de manière à habituer peu à peu le jeune soldat à son nouveau métier, mais il faut, malgré tout, qu'elle se fasse assez rapidement pour qu'il soit capable d'entrer en campagne au printemps. Or, comme nous l'avons dit plus haut, tous les hommes pris au conseil de revision ne sont pas de constitution robuste ; il y en a un certain nombre classés médiocres pour lesquels cet entraînement progressif constitue un véritable surmenage et les amène à péricliter à bref délai.

Si le recrutement n'est pas très sévère, il est fort à craindre que la nouvelle réduction du service militaire et la surcharge des programmes d'instruction, qui en sera la conséquence, n'amènent un surmenage intensif, qui produira une augmentation des cas de tuberculose.

Pour arriver à instruire les malingres avec le minimum de déchets, il faudrait les soumettre à un entraînement distinct jusqu'au jour où, améliorés par les exercices physiques, ils seraient en état de rentrer dans le rang.

On devrait dans chaque corps former par bataillon un peloton de malingres composé des hommes signalés par le médecin, comme n'étant pas d'une constitution assez robuste pour suivre l'instruction commune.

Après chaque examen mensuel le médecin déciderait s'ils peuvent sans danger pour leur santé suivre l'instruction normale de leur compagnie. Cette façon de faire, que nous avons vu essayer dans quelques régiments, a donné d'excellents résultats.

L'alimentation, qui a fait de grands progrès, est encore insuffisante, surtout dans les premiers mois du service, alors que le soldat encore inexpérimenté est astreint à un travail fatigant qui diffère absolument de son labeur dans la vie civile.

Quelques-unes de nos casernes sont inhabitables, et beaucoup présentent des desiderata hygiéniques signalés dans les nombreux rapports des médecins militaires.

Dans nos meilleures casernes, il est rare que dans toutes

les chambrées les hommes aient en permanence les dix-sept mètres cubes d'air réglementaires, avec l'intervalle d'au moins cinquante centimètres entre les lits. Par le fait de l'encombrement, surtout aux époques d'appels des réservistes et des territoriaux, le cubage est réduit dans quelques chambrées à quatorze et même à dix mètres, et les lits sont très rapprochés. Les hommes placés dans ces conditions respirent pendant la nuit de l'air « ruminé », selon l'expression imagée du regretté professeur Peter, et cet encombrement est évidemment préjudiciable à leur santé.

En résumé, nous croyons que pour les soldats de constitution médiocre *et préinfectés* le métier militaire, de par le surmenage assez fréquent, l'alimentation parfois insuffisante, et l'insalubrité de certains casernements, peut amener le développement de tuberculoses latentes, qui peut-être n'auraient pas évolué si ces hommes étaient restés dans la vie civile.

Eliminons donc autant que possible de l'armée les hommes de constitution médiocre ; pratiquons un entraînement très progressif ; améliorons l'alimentation ; installons les hommes dans des chambres vastes et bien aérées, n'étant utilisées que comme dortoirs et malgré le chiffre élevé de tuberculeux latents, qui seront toujours dans les rangs, nous verrons la tuberculose diminuer rapidement dans l'armée comme cela s'est produit au régiment des sapeurs-pompiers, sans qu'on se soit occupé en rien de la contagion.

Nous avons voulu prouver, et nous espérons avoir convaincu nos lecteurs, que la caserne n'est pas : « un foyer de contagion de la tuberulose » et que la plupart des réformes proviennent d'une infection antérieure à l'incorporation.

Aussi nous terminerons cette étude en disant avec M. le médecin inspecteur Kelsch : « *Encore une fois non, la caserne n'est pas un redoutable foyer de contagion, dénoncé à l'attention, j'allais presque dire à la colère publique par des médecins, des publicistes assurément sincères, mais dont les jugements laissent trop paraître qu'ils se sont formés non pas au sein, mais à côté des milieux militaires.* »

Mayenne, Imprimerie Ch. COLIN.

Mayenne, Imprimerie Cʜ. COLIN

www.ingramcontent.com/pod-product-compliance
Ingram Content Group UK Ltd.
Pitfield, Milton Keynes, MK11 3LW, UK
UKHW020146080726
13614UKWH00005B/2430